Tuberculosis
Manual De Diagnóstico y Tratamiento

"La mejor manera de diagnosticar y tratar la tuberculosis"

Autor: Luis Ayala

Edición: Yessy Arriaga

Tuberculosis
Manual De Diagnóstico y Tratamiento

Este manual fue escrito por el Doctor Luis Ayala

Tel. (504)99444731

Correo electrónico:

medicalsoftware2018@gmail.com

Imagen de Portada: Radiografía de tórax de paciente con tuberculosis miliar (Fotografía tomada por el autor)

Agradecimiento

A todas las personas que han colaborado con el autor, proporcionando bibliografía útil y aporte de conocimientos para el enriquecimiento del contenido de este libro.

Dedicatoria

A mi hijo de 4 años Oliver Ayala, quien ya sabe que le he quitado "Tiempo de calidad conmigo" para dedicárselo a este y otros proyectos.

CONTENIDO

Tuberculosis

INTRODUCCIÓN:

De las enfermedades producidas por agentes infecciosos, la TUBERCULOSIS es la segunda causa de mortalidad en el mundo, después del SIDA, representando un problema de salud pública a nivel mundial especialmente en los países en vías de desarrollo, pues el 95 % de la mortalidad se presenta en países con poco desarrollo socioeconómico.

En el año 2013 unas 9 millones de personas enfermaron de tuberculosis y aproximadamente 1.5 millones murieron por la misma causa.

Los niños y niñas del mundo no están exentos de padecer y morir por esta patología pues solo en el año 2013 unos 550,000 niños y niñas enfermaron de tuberculosis y unos 80,000 seronegativos por VIH murieron a causa de esta enfermedad.

La presencia de infección por VIH hace más vulnerables a las personas de padecer tuberculosis, constituyéndose en la causa de muerte en el 25 % (cuarta parte) de los pacientes con infección por el virus causante del SIDA.

Problema especial representa el desarrollo de tuberculosis resistente a fármacos (tuberculosis multiresistente "MDR-TB"y la tuberculosis ultrarresistente "TB-XR") considerando que en el año 2013 se reportaron unos 480,000 casos de tuberculosis resistente a las drogas tradicionalmente utilizadas (Isoniacida y Rifampicina).

La Organización Mundial De La Salud (OMS) es la que cumple el papel más importante en el control mundial de la tuberculosis porque es la que asume el liderazgo en la elaboración de políticas y estrategias con base científica para la atención, control y prevención de esta enfermedad, así como el apoyo a la investigación orientada a nuevas formas de control del avance de la tuberculosis en el mundo.

ALTO A LA TUBERCULOSIS

Actualmente está implementándose y desarrollándose, liderada por la OMS, la estrategia ALTO A LA TUBERCULOSIS (ALTO A LA TB) que es la base del plan mundial para detener la TB 2006 - 2015 y que se basa en 6 puntos:

1. Proseguir la expansión de un DOTS y mejorarlo
2. Hacer frente a la Tuberculosis/VIH, Tuberculosis multiresistente y otros problemas.
3. Contribuir a fortalecer los sistemas de salud
4. Involucramiento de todo el personal de salud
5. Empoderar a los afectados por tuberculosis y a las comunidades
6. Posibilitar y promover la realización de investigaciones.

ESTRATEGIA DOTS

DOTS es el núcleo de la estrategia ALTO A LA TB y tiene cinco componentes básicos:

- Compromiso político para garantizar una financiación aumentada y sostenida
- Detección de casos mediante pruebas bacteriológicas de calidad garantizada
- Tratamiento normalizado con supervisión y apoyo al paciente.
- Sistema eficaz de suministro y gestión de los medicamentos.
- Sistema de vigilancia, evaluación y medición de impacto.

  Cada uno de los componentes anteriores tiene múltiples actividades que se deben de promover y desarrollar dentro de un plan estratégico local, regional, nacional y mundial que hasta ahora está dando resultados porque los indicadores han mejorado desde que se comenzó a implementar la estrategia. Aunque en unos países los avances en el control de la tuberculosis progresan más lentamente que otros.

  La tasa de mortalidad por tuberculosis disminuyó en un 45 % entre los años 1990 y 2013 calculándose que se han salvado de morir por esta enfermedad unos 37 millones de personas en todo el mundo desde el año 2,000 hasta 2013 mediante el diagnóstico oportuno y tratamiento temprano.

Este manual de tratamiento de la tuberculosis fue elaborado en base a las indicaciones más actualizadas de la organización mundial de la salud; por lo que puede ser utilizado con toda confianza para el manejo de la tuberculosis, considerando que hay manuales de normas adaptado a nivel de países y regiones se recomienda consultarlos.

El enfoque de este trabajo es hacia el tratamiento de la tuberculosis más que a la descripción fisiopatológica y anatomopatologica de la enfermedad por lo que si se desea profundizar más en estos temas se deben revisar las fuentes correspondientes.

DEFINICIÓN DE TUBERCULOSIS:

La tuberculosis es una enfermedad infectocontagiosa producida por el mycobacterium tuberculosis (Bacilo de Koch) que afecta principalmente los pulmones pero que también puede afectar a otros órganos.

FORMA DE TRANSMISIÓN:

Se transmite de persona a persona a través del aire cuando una persona enferma de tuberculosis tose, escupe esputo o estornuda porque en las micro gotas de las secreciones que son expelidas van los bacilos del Mycobacterium tuberculosis y llega a las vías respiratorias de las personas que están cerca. Con unos cuantos bacilos que la persona sana inhale ya queda infectada pero en la mayoría de los casos no desarrollan la enfermedad sino que tienen tuberculosis latente o sea que están infectadas con el Mycobacterium tuberculosis pero no han desarrollado la enfermedad activa ni son contagiosas.

Se calcula que cada persona con tuberculosis activa y sin tratamiento es capaz de contagiar de 10 a 15 personas en un año, las cuales a su vez y en condiciones normales tienen un 10 % de probabilidad de desarrollar la forma activa de la enfermedad.

La tuberculosis es una enfermedad prevenible y curable pero sin tratamiento dos tercios de los enfermos mueren.

FORMAS DE TUBERCULOSIS

- Tuberculosis Pulmonar: Es la forma más frecuente de tuberculosis y es la más contagiosa.

- Tuberculosis Extra pulmonar: Es la tuberculosis en otros órganos y tejidos fuera de los pulmones (huesos, riñones, meninges, cerebro, sistema digestivo, sistema genitourinario, articulaciones y ganglios linfáticos) Es menos contagiosa que la pulmonar.

Las formas más graves de tuberculosis extra pulmonar son la meningitis tuberculosa y la tuberculosis diseminada o miliar.

DIAGNÓSTICO:

El diagnóstico es clínico, bacteriológico y radiológico. También se debe tomar en cuenta el diagnóstico epidemiológico.

Ayuda diagnostica especialmente en casos pediátricos es la PPD (Derivado Proteico Purificado) pero es bastante inespecífica.

La identificación del mycobacterium tuberculosis en muestras de esputo, método conocido como baciloscopía es el más utilizado en el mundo.

En muchos países ya están utilizando una prueba rápida (El resultado está en aproximadamente 100 minutos) para el diagnóstico de tuberculosis incluyendo la MDR-TB

En relación a lo anterior, actualmente unos 27 países están inmersos en el proyecto EXPAND – TB (Expanding the Access to New Diagnostics for TB) con lo cual se ha logrado triplicar el número de casos de tuberculosis resistente a droga que se han diagnosticado.

Sin embargo las pruebas actualmente no son accesibles para todos, por lo que en muchas regiones del mundo se sigue dependiendo de la baciloscopía para el diagnóstico de la tuberculosis.

DIAGNÓSTICO POR BACILOSCOPÍA:

Es el método más utilizado y accesible para el diagnóstico de la tuberculosis y se basa en el estudio de la muestra de esputo del paciente. A menudo se le hace a los pacientes con tos de más de 15 días de duración (Sintomáticos respiratorios).

El estudio de las muestra de esputo se debe hacer de manera seriada, es decir, 3 muestras consecutivas. La primera muestra se debe solicitar al momento de la consulta. Pero se recomienda que el paciente saque la muestra en un lugar ventilado para evitar contagio de otras personas. La segunda muestra se debe obtener el siguiente día en la mañana después de levantarse y la tercera muestra de esputo para baciloscopía se debe obtener en el momento de entrega la segunda muestra.

El tiempo entre la recolección de la muestra y el estudio de la misma no debe exceder de 5 días.

INTERPRETACIÓN DEL RESULTADO DE BACILOSCOPIA

El resultado de la baciloscopía se reporta así:

Negativo: No se observan BAAR/100 campos de inmersión.

Positivo: 1 – 9 BAAR /100 campos de inmersión observados.

Positivo + = 10 – 99 BAAR /100 campos de inmersión observados.

Positivo ++ = 10 o más bacilos/Campo en 50 campos de inmersión observados.

Positivo +++ = 10 o más bacilos /Campo en 20 campos de inmersión observados.

DIAGNÓSTICO POR CULTIVO

El cultivo es un método de diagnóstico alternativo que se usa en circunstancias especiales como las siguientes:

- Cuadro clínico compatible con diagnóstico de tuberculosis pero los resultados de las baciloscopías son negativas

- Sintomático respiratorio con baciloscopías negativas.
- Sospecha de tuberculosis por clínica pero con baciloscopías negativas y radiografía anormal.
- Si al finalizar el segundo mes de tratamiento el paciente con tuberculosis tiene baciloscopía positiva, se debe indicar cultivo y estudio de drogo sensibilidad. Luego hacer nueva baciloscopía al tercer mes de tratamiento pues este no debe detenerse.
- En fracaso de tratamiento (paciente continua con baciloscopia positiva al quinto mes de tratamiento) se debe indicar cultivo y estudio de sensibilidad a drogas pues hay altas posibilidades de que se trate de un caso de tuberculosis resistente a múltiples fármacos (TB-MDR)
- En pacientes con infección por VIH y que son sintomáticos respiratorios aunque no tengan baciloscopía positiva y radiografía anormal.
- Determinación de resistencia a drogas en estudios representativos.
- En pacientes deportados (Migrantes retornados) y pacientes privados de libertad. En ambos casos se solicita además estudio de sensibilidad a drogas.
- Contactos de pacientes con TB-MDR y en los cuales se sospecha tuberculosis.

Las muestras de cultivo deben de procesarse antes de los tres días después de la recolección.

DIAGNÓSTICO CLÍNICO:

Se basa en la sospecha clínica de que el paciente puede tener tuberculosis al presentar síntomas y signos tales como: Tos de más de 15 días, fiebre vespertina o nocturna, sudoración nocturna, pérdida de peso, disnea.

DIAGNÓSTICO RADIOLÓGICO:

La radiografía tiene un alto valor predictivo negativo si es normal cuando se sospecha tuberculosis

La consolidación de espacios aéreos es el patrón radiológico más común. Pudiéndose también observarse excavaciones.

El patrón intersticial más frecuente de la enfermedad primaria es la tuberculosis miliar.

Pueden haber áreas de atelectasia y /o hiperinsuflacion secundarias a la compresión extrínseca de vías respiratorias por ganglios linfáticos hipertróficos.

También un derrame pleural visible en la radiografía de tórax puede ser causado por tuberculosis.

DIAGNÓSTICO EPIDEMIOLÓGICO:

En áreas de hacinamiento y malas condiciones socioeconómicas y con alta incidencia de tuberculosis hay más probabilidades que una persona sospechosa pueda tener la enfermedad, más si es contacto de un caso de tuberculosis.

DIAGNÓSTICO POR PPD (DERIVADO PROTEICO PURIFICADO)

Es la aplicación intradérmica de 0.1 ml de dosis uniforme de tuberculina de RT-23 luego se observa la reacción en el sitio de la inyección y si la induración mide más de 5 mm se considera positiva.

La técnica se conoce como método de Mantoux y si es positiva sugiere dos cosas: A) que el paciente está infectado con el Mycobacterium tuberculosis y/o   que recientemente ha recibido la vacuna BCG.

El diagnóstico por PPD es inespecífico porque hay falsos positivos; por ejemplo en personas infectadas por otro tipo de Mycobacterium y falsos negativos como en el caso de pacientes inmunosuprimidos.

Esquema para el diagnóstico de tuberculosis.

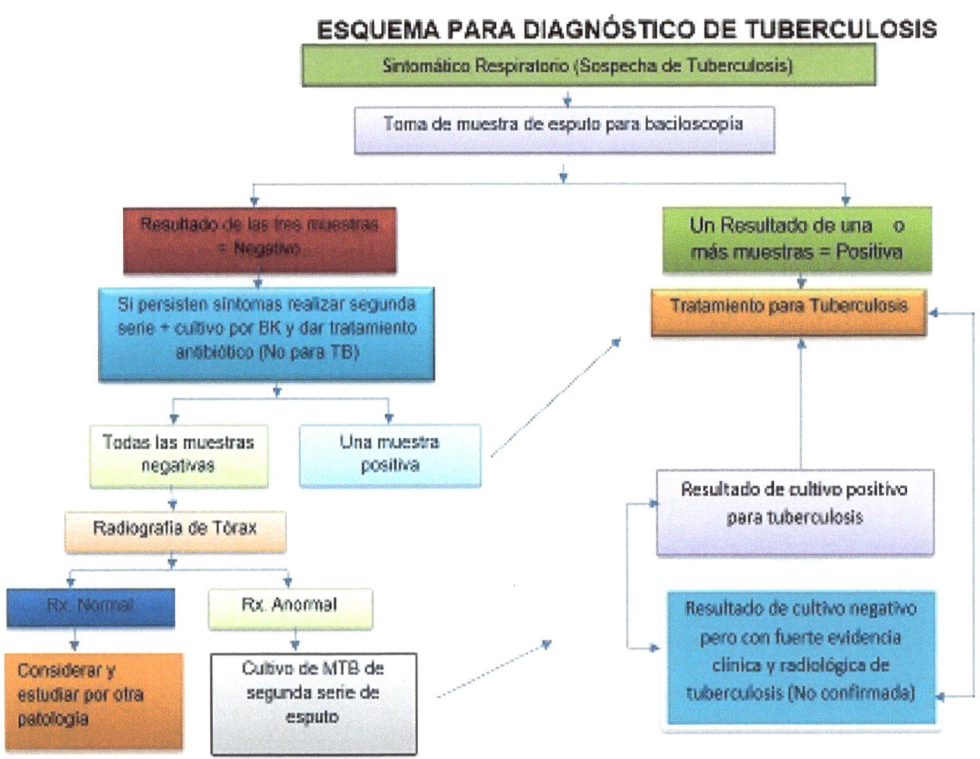

TRATAMIENTO

El tratamiento de la tuberculosis es sencillo para los que están capacitados e involucrados en los programas de tuberculosis y complejo para los que no lo están.

Lo cierto es que el personal de salud que decida tratar a un paciente con tuberculosis asume una gran responsabilidad por las múltiples actividades que hay que desarrollar por cada caso de tuberculosis.

Afortunadamente al ser, la organización mundial de la salud (OMS) quien asume el liderazgo en la planificación y ejecución de estrategias para el control de este problema a nivel mundial, se tiene el apoyo técnico y logístico para que las diversas entidades gubernamentales y no gubernamentales responsables de la salud en los países puedan desarrollar sus propios planes para el control de la tuberculosis.

No solo se trata de que el paciente diagnosticado con tuberculosis reciba y se tome los medicamentos, sino, que se va más allá al investigar el entorno laboral, social y familiar del paciente para identificar los posibles contactos y ejecutar las diferentes actividades para cortar la cadena de transmisión del Mycobacterium Tuberculosis y evitar nuevos casos.

Es por eso que el enfoque de las estrategias de tratamiento de la tuberculosis es multidisciplinario con el involucramiento de las diversas instituciones gubernamentales y no gubernamentales y por supuesto con la valiosa participación comunitaria y la cooperación del paciente con tuberculosis.

OBJETIVOS DEL TRATAMIENTO:

Los objetivos en general del tratamiento de pacientes con tuberculosis son los siguientes:

1. Tratar al 100 % de los casos diagnosticados con TAES (Tratamiento Acortado Estrictamente Supervisado)
2. Curar más del 90 % de los casos nuevos diagnosticados con baciloscopía

3. Reducir a 0 % los casos terminados sin baciloscopía
4. Reducir a menos de 3 % los casos de abandono de tratamiento
5. Reducir a menos de 3 % la letalidad en pacientes con tuberculosis diagnosticados y registrados para tratamiento.
6. Reducir a 0 % los traslados sin información de egreso (Análisis de cohorte)
7. Incluir en la cohorte el 100 % de los casos nuevos y recaídas con baciloscopía positiva.
8. Evitar las recaídas.
9. Disminuir la transmisión de tuberculosis a otras personas.
10. Evitar resistencia secundaria.

DROGAS UTILIZADAS EN EL TRATAMIENTO DE TUBERCULOSIS

Isoniacida (H):

Antibiótico bactericida que inhibe la síntesis de ácido micolico por lo que se altera la síntesis de la pared celular bacteriana.

Sus principales efectos adversos son la hepatitis y polineuropatía.

Rifampicina (R):

Antibiótico bactericida que inhibe la síntesis de ácido ribonucleico (ARN) bacteriano.

El principal efecto adverso es la hepatitis.

Pirazinamida (Z):

Antibiótico bactericida que actúa al interferir con el metabolismo de la nicotinamida.

EL principal efecto adverso es la artralgia.

Estreptomicina (S):

Antibiótico bactericida del grupo de los aminoglicosidos que actúa al inhibir la síntesis de la pared celular bacteriana.

La dosis en niños es de 20 mg/kg/día.

Principal efecto adverso: Ototoxicidad y nefrotoxidad.

Etambutol (E):

Antibiótico bacteriostático que actúa inhibiendo la síntesis de la pared celular bacteriana.

Su principal efecto adverso es toxicidad ocular.

Hay muchos otros medicamentos que se usan como antituberculosos pero en este manual mencionamos los más utilizados.

Las concentraciones de las drogas pueden variar por lo que el personal de salud responsable del manejo de pacientes con tuberculosis debe conocer bien la concentración de los medicamentos que hay en el país. Y si esta varía en relación a las formulaciones que en este manual se dan, entonces la guía principal para saber el número de tabletas que se deben dar serán las dosis que se recomiendan.

CLASIFICACIÓN EN GRUPOS DE LOS MEDICAMENTOS ANTITUBERCULOSOS

Grupos	Drogas
Grupo 1 : Orales de primera línea	Isoniacida (H), Rifampicina (R), Etambutol (E), Pirazinamida (Z)
Grupo 2: Inyectables	Estreptomicina (S), Capreomicina(Cm), Kanamicina (K), Amikacina (Am)
Grupo 3: Quinolonas	Ofloxacina (Ofx), Levofloxacina (Lfx), Moxifloxacina, Gatifloxacina
Grupo 4: Otras drogas de Segunda línea	Etionamida (Eto), Protionamida, Teridizona, PAS, Cicloserina.
Grupo 5: Drogas con poca eficacia o no demostrada	Clofazimina, Amoxicilina + Acido clavulanico (AMX/CLV), Linezolid, Imipenen/Meropenen, Thioacetazona, Claritromicina, *Altas dosis de Isoniazida (H) "16 a 20 mg/kg/día"

*Altas dosis de Isoniacida (H) se dan cuando hay menos de 1 % de bacilos resistentes a 0.2 microgramos por ml, pero susceptible a 1 microgramo por ml de Isoniacida.

TAES (TRATAMIENTO ACORTADO ESTRICTAMENTE SUPERVISADO)

Esquema de tratamiento básico primario para paciente nuevo con tuberculosis pulmonar y/o extrapulmonar:

El esquema básico tiene duración de 6 meses (28 semanas) completando 114 dosis

Consta de dos fases:

- **PRIMERA FASE INTENSIVA DIARIA:** Fase intensiva diaria

  Dura 10 semanas (2 meses), las dosis se dan de lunes a sábado hasta totalizar 60 dosis y los medicamentos que se dan son isoniacida, etambutol, rifampicina y pirazinamida.

- **SEGUNDA FASE: DE SOSTÉN O INTERMITENTE:**

  Dura 18 semanas (4 meses), las dosis se dan los lunes, miércoles y viernes hasta totalizar 54 dosis y los medicamentos que se dan son rifampicina e isoniacida.

  El esquema básico primario, uniendo las dos fases tiene una duración de 6 meses (28 semanas) y en total se dan 114 dosis.

  A continuación los esquemas de manejo:

1) Pacientes nuevos:

Esquema de tratamiento básico primario para pacientes nuevos con tuberculosis pulmonar o extra pulmonar.

Se llama Esquema acortado: **2RHZE/4R3, H3**

El anterior arreglo significa que el paciente tomara rifampicina R), isoniacida (H), pirazinamida (Z) y etambutol (E) durante 2 meses y luego continuar con rifampicina e isoniacida durante 4 meses más.

CUADROS DE TRATAMIENTOS DE TUBERCULOSIS (ESQUEMAS)
Primera fase: Fase intensiva diaria (Excepto domingos)

Como ya se explicó, es un tratamiento supervisado con 60 dosis que dura dos meses (10 semanas) vía oral: lunes a sábado.

Se usan cuatro medicamentos: Isoniacida (H), Pirazinamida (Z), Rifampicina (R) y Etambutol (E)

Primera fase: Fase intensiva diaria (Excepto domingos) x 2 meses.

Medicamento	Dosis diaria	Presentación	No. Unidades A tomar	Vía de administración	Cantidad por paciente
Isoniacida + Rifampicina + Pirazinamida	300 mg 600 mg 1.6 gramos	Gragea que contiene 75 mg de Isoniacida + 150 mg de rifampicina + 400 mg De pirazinamida	4 grageas que contienen cada una los tres fármacos (Isoniacida, rifampicina y pirazinamida)	Oral, de lunes a sábado.	240
Etambutol	1.2 gramos	Tabletas con 400 mg	3	Oral de Lunes a sábado.	180

Luego de concluida esta fase se debe iniciar la **Segunda fase: Fase de sostén o intermitente**: que consiste en administrar 54 dosis (administradas tres veces por semana "lunes, miércoles y viernes") su duración es de 4 meses (18 semanas).

Fase de sostén o intermitente: (lunes, miércoles y viernes) durante 18 semanas.

Medicamento	Dosis diaria	Presentación	No. De unidades	Vía de administración	Cantidad por paciente
Isoniacida + Rifampicina	800 mg 600 mg	Capsula que contiene 200 mg de isoniacida + 150 mg de rifampicina	4	Oral, tres veces por semana (lunes, miércoles y viernes)	216

Las tabletas usadas en el esquema anterior contienen tres medicamentos (Isoniacida, Rifampicina y Pirazinamida) por lo que el etambutol hay que darlo por aparte.

Pero en algunas regiones del mundo hay disponibles tabletas que incluyen cuatro medicamentos (Isoniacida, Rifampicina, Pirazinamida y Etambutol) si se usa este tipo de tabletas la dosis es la misma pero el número de tabletas a dar al pacientes es diferente por lo que el esquema queda como a continuación se muestra.

Esquema básico primario cuando las tabletas o grageas ya incluyen el etambutol.

Observe que la dosis es la misma solo que se dan menos grageas o tabletas porque el etambutol viene junto a los otros fármacos.

Fase intensiva: 60 dosis diarias (Lunes a Sábado) Duración: 2 meses (10 semanas)					
Medicamento	Dosis Diaria	Presentación	No. De unidades	Tipo de administración	Cantidad por paciente
Isoniacida + Rifampicina + Pirazinamida + Etambutol	H: 300 mg R: 600 mg Z: 1.6 gramos E: 1.2 gramos	Grageas con 75 mg De Isoniacida + 150 mg de Rifampicina + 400 mg de Pirazinamida + 275 mg de Etambutol	4	Oral/diario	240

Fase de sostén: 54 dosis (Administradas tres veces por semana (lunes, miércoles y viernes) Duración: 4 meses (18 semanas))					
Medicamento	Dosis diaria	Presentación	No. De unidades	Tipo de administración	Cantidad por paciente.
Isoniacida + Rifampicina	800 mg 600 mg	Capsulas con 200 mg De isoniacida y 150 mg de Rifampicina	4	Oral, Tres veces por semana	216

PACIENTES CON RECAÍDA O ABANDONO DE TRATAMIENTO:

Tratamiento a pacientes con primera recaída o primer abandono recuperado; se usa el esquema básico secundario como a continuación se describe:

ESQUEMA BÁSICO SECUNDARIO:

El esquema básico secundario tiene duración de 8 meses (35 semanas) completando 144 dosis.

Se administran 5 drogas en tres meses y luego dar administración trisemanal de 3 drogas por 5 meses.

Se usa el Esquema de tratamiento básico secundario reforzado y prolongado para pacientes adultos antes tratados pero que abandonaron el tratamiento o que presentaron recaída.

A) PRIMERA FASE: INTENSIVA DIARIA:

Comprende 2 Etapas y en total se dan 78 dosis, duración: 3 meses (13 semanas), Administración diaria de lunes a sábado. 2HRZES/1RHZE/5R3H3E3 La fase intensiva se divide en 2 Etapas:

ETAPA I: INTENSIVA: 48 dosis x 2 meses (8 semanas) de lunes a sábado. Administrando estreptomicina, isoniacida, etambutol, pirazinamida y rifampicina.

ETAPA II: INTENSIVA: 30 dosis, lunes a sábado, dura un mes (5 semanas) administrando de lunes a sábado, rifampicina, pirazinamida, isoniacida y etambutol

B) SEGUNDA FASE: DE SOSTÉN O INTERMITENTE:

Dura 5 meses (22 semanas), son 66 dosis, los medicamentos se administran lunes, miércoles y viernes) y se dan etambutol, isoniacida y rifampicina.

Este esquema dura 8 meses (35 semanas) y en total se dan 144 dosis. A continuación los esquemas:

A) Primera Fase: Intensiva

Fase intensiva: I Etapa intensiva diaria: 48 dosis x 2 meses (8 semanas) de lunes a sábado

Medicamento	Dosis diaria	Presentación	No. Unidades	Vía de administración	Cantidad x paciente
Isoniacida + Rifampicina + Pirasinamida	300 mg 600 mg 1.6 gramos	Gragea que contiene 75 mg de Isoniacida + 150 mg de rifampicina + 400 mg De pirazinamida	4	Oral diario de lunes a sábado.	192
Etambutol	1.2 gramos	Tableta con 400 mg de Etambutol	3	Oral diario de lunes a Sábado.	144
Estreptomicina	1 gramo	Frasco inyectable con 1 gramo de Estreptomicina.	1	IM diario de lunes a sábado.	48

La dosis de estreptomicina en mayores de 50 años se reduce a 0.5 gramos y en los niños se calcula en base a 20 mg/ kg de peso.

Fase intensiva: II etapa intensiva diaria: 30 dosis, lunes a sábado, dura un mes (5 semanas)

Medicamento	Dosis diaria	Presentación	No. Unidades	Vía de administración	Cantidad x paciente
Isoniacida + Rifampicina + Pirazinamida	300 mg 600 mg 1.6 gramos	Gragea que contiene 75 mg de Isoniacida + 150 mg de rifampicina + 400 mg De pirazinamida	4	Oral de diario de lunes a sábado.	120
Etambutol	1.2 gramos	Tableta con 400 mg de Etambutol	3	Oral diario de lunes a sábado.	90

B) Segunda Fase: Intermitente (tres veces por semana : lunes, miércoles y viernes), 66 dosis, duración 5 meses (22 semanas)

Medicamento	Dosis diaria	Presentación	No. De Unidades	Vía de administración	Cantidad por paciente
Isoniacida + Rifampicina	800 mg 600 mg	Gragea que contiene 200 mg de isoniacida y 150 mg de rifampicina	4	Oral tres veces x semana (Lunes, miércoles y viernes)	264
Etambutol	2 gramos	Tabletas con 400 mg de Etambutol	5	Oral tres veces x semana (Lunes, miércoles y viernes)	330

RECOMENDACIONES DURANTE Y DESPUÉS DEL TRATAMIENTO ANTITUBERCULOSO:

- En retratamiento como el que se acaba de describir o sea el esquema básico secundario (EBS) se debe hacer examen de esputo al 2, 3, 5 mes y al final del tratamiento
- Tomar en cuenta que el control de baciloscopías es diferente en el esquema básico primario, como se describe a continuación:
- Hacer baciloscopía de control al segundo, quinto mes y final del tratamiento en el esquema básico primario.
- Si la baciloscopía es positiva al segundo mes de tratamiento, ordenar cultivo, prueba de sensibilidad a drogas y hacer una baciloscopía al tercer mes.
- Si al tercer mes de tratamiento la baciloscopía es positiva se debe continuar la segunda fase de tratamiento además de evaluar al paciente y ordenar nuevo cultivo y estudio de sensibilidad a drogas" supuestamente ya se hizo el primero y deben solicitarse los resultados"
- Si al 5to. Mes el paciente presenta baciloscopía positiva se debe egresar el paciente como fracaso y ordenar nuevo cultivo y estudio de sensibilidad a drogas, también remitir al paciente a un nivel superior con sospecha de TB MDR (Tuberculosis multidrogoresistente)
- En caso de retratamiento (Esquema básico secundario) los controles se deben efectuar al final del tercero, quinto mes y al final del tratamiento.
- Un paciente se declara como curado y se le da de alta al tener dos baciloscopías positivas después del quinto mes y que haya finalizado todo el tratamiento.

INTERRUPCIÓN DE TRATAMIENTO:

Es cuando el paciente no se toma los medicamentos ya sea porque no asistió a la unidad de salud o porque por alguna razón no se le proporcionaron los medicamentos. Se diferencia del abandono recuperado en que la cantidad de días sin tratamiento no llegan a 30.

- Si un paciente no se presenta dos días seguidos hay que buscarlo.
- Si al regresar el paciente, está en primera fase y ha tomado menos de 15 dosis se debe continuar el mismo esquema de tratamiento hasta completar las dosis totales.
- Si la inasistencia es mayor de dos semanas pero menor de un mes se reinicia el mismo esquema de tratamiento.
- Si un paciente deja de asistir a la toma de medicamentos estando en segunda fase de cualquier esquema pero regresa al tratamiento debe continuarlo hasta completar el número total de dosis.

ABANDONO RECUPERADO:

Es interrupción del tratamiento por 30 días consecutivos o más.

- ✓ Si el abandono recuperado es baciloscopía negativa debe continuar el esquema anterior hasta completar las dosis que le faltaban y no se registra nuevamente.

- ✓ Si el abandono recuperado es baciloscopía positiva y ha recibido tratamiento anteriormente por menos de un mes se debe reiniciar con el esquema que abandonó hasta completar las dosis totales.

- ✓ Si el abandono recuperado es baciloscopía positiva y ha recibido tratamiento por más de 30 dosis consecutivas se debe enviar muestra al laboratorio central para cultivo y drogo sensibilidad. Iniciando el tratamiento con el esquema de retratamiento estándar teniendo que registrarse nuevamente usando una nueva tarjeta de control de tratamiento (TB-4)

TRATAMIENTO DE TUBERCULOSIS EN NIÑOS

Generalidades

La población infantil no está exenta de enfermar y morir de tuberculosis y según datos de la OMS en el año 2013 aproximadamente medio millón de niños y niñas de 0 a 14 años enfermaron de tuberculosis y unos 80,000 murieron por esta causa.

- Para tratar los niños con tuberculosis se usa el esquema acortado igual que los adultos dosificando la droga por kg/día.

- Se puede usar etambutol siempre que no haya anormalidades visuales tales como problemas para identificar letras y colores rojo y verde.

Tuberculosis leve y moderada

- Los pacientes con tuberculosis leve y moderada, pacientes con baciloscopía negativa deben ser tratados con el ESQUEMA I INFANTIL.

Tuberculosis Severa

- Los pacientes con tuberculosis severa (Valorar el uso de Etambutol si está de por medio la vida) Administrar el ESQUEMA II INFANTIL

Tuberculosis Meníngea:

- La tuberculosis meníngea será tratada con el esquema II infantil (Dosificando estreptomicina a dosis de 20 mg/kg/día) recordar que las meninges inflamadas son más permeables al paso del medicamento. Agregar esteroides en la primera fase del tratamiento a dosis de 0.5 a 1 mg/kg/día.

DIAGNÓSTICO DE TUBERCULOSIS INFANTIL (CRITERIOS DIAGNÓSTICOS)

La base del diagnóstico es según los siguientes criterios:

- Cuadro clínico sugestivo de tuberculosis
- Historia epidemiológica (Contacto)
- Radiografía de tórax, tomografía, resonancia magnética
- Prueba de tuberculina (PPD) positiva.
- Estudios microbiológicos
- Estudios Anatomopatologicos

Cuadro clínico:

El cuadro clínico sugestivo de tuberculosis está constituido por síntomas y signos que realmente pueden presentarse en otras enfermedades, pero vale la pena mencionar los siguientes: Tos, febrícula, falta de apetito, Fiebre de más de una semana de duración sin causa aparente, hipertrofia de ganglios linfáticos superficiales, signos de derrame pleural o consolidación pulmonar, dolor abdominal recurrente, hematuria, adenopatía hiliar, pérdida de peso, esplenomegalia.

Historia Epidemiológica:

Hay altas probabilidades de tuberculosis en un niño que es contacto (conviviente) de un paciente por lo general adulto que tiene o tuvo tuberculosis.

Prueba de tuberculina (PPD):

Consiste en la aplicación de la prueba de derivado proteico purificado y es positiva si la induración es igual o mayor a 5 mm aunque haya el niño o niña recibido BCG.

Una PPD positiva indica que el paciente ha sido infectado con el Mycobacterium Tuberculosis y no necesariamente que haya desarrollado la enfermedad.

Criterio Radiológico:

Pueden verse diversos patrones radiológicos tales como lesiones miliares o intersticiales, cavitaciones y/o derrame pleural, áreas de atelectasia, adenopatía hiliar, infiltrados neumónicos y radiopacidad por atelectasia Lobar o total.

Criterio anatomopatologico:

En el estudio por biopsia se pueden encontrar resultados compatibles con tuberculosis tales como el granuloma tuberculoso.

En las muestras para biopsia también se puede hacer estudio para demostrar la presencia del bacilo tuberculoso por técnica de Ziehl- Neelsen.

Criterio Microbiológico:

La baciloscopía es un método que por sí solo diagnostica tuberculosis pero esta técnica se hace más difícil en los niños (as) por lo difícil que es la recolección de la muestra por lo que se puede recurrir al aspirado gástrico en donde se busca recoger secreciones bronquiales que han sido deglutidas.

Asignación de puntos según Criterios:

Criterios	Puntos
Aislamiento del Mycobacterium T.	7
Radiografía sugestiva de tuberculosis	2
Cuadro clínico sugestivo	2
Antecedentes epidemiológicos	2
PPD positiva	2
Resultado histopatológico indica granuloma tuberculoso.	4

El resultado se analiza de acuerdo al puntaje así:

Puntos	Diagnostico	Decisión
>= 7 puntos	Diagnóstico de certeza	Tratar tuberculosis
5 – 6 puntos	Diagnostico factible de tuberculosis	Dar tratamiento para Tuberculosis.
3 – 4 puntos	Diagnostico probable	Más estudio del paciente y si es necesario referir a otro nivel.
0 – 2 puntos	Diagnostico improbable	Investigar otra patología.

TRATAMIENTO DE TUBERCULOSIS EN NIÑOS (ESQUEMA INFANTIL)

Esquema de tratamiento para niños Baciloscopía negativa, tuberculosis primaria, afecciones parenquimatosas limitadas y tuberculosis extra pulmonar ganglionar o derrame pleural.

ESQUEMA INFANTIL I

Peso en Kg Antes del trata Miento.	Fase Inicial Diaria (2 MESES)			Fase de sostén 3 veces por semana (4 meses)	
	Isoniacida Tableta con 100 mg	Rifampicina Frasco 100 mg/5 ml	Pirazinamida Tableta 500 mg	Isoniacida Tableta de 100 mg	Rifampicina Frasco de 100 mg/5 ml
5 – 10 kg	½ tabletas	1 cdita.	½ tableta	2 tabletas	1 cucharaditas
11 – 20 kg	1 tabletas	1 ½ cucharadita	1 tableta	4 tabletas	1 ½ cditas.
21 – 30 kg	2 tabletas	3 cditas.	2 tabletas	5 tabletas	3 cditas.

En niños menores de 5 kg calcular la dosis en base a kg de peso.

Esquema Infantil II

Para tratamiento de tuberculosis en niños.

Esquema de tratamiento para niños con tuberculosis pulmonar Baciloscopía positiva y con **Formas graves de tuberculosis** (Tuberculosis diseminada, meningitis tuberculosa, pericarditis tuberculosa, peritonitis tuberculosa, afección de la medula espinal con complicaciones neurológicas, tuberculosis intestinal y genitourinaria, pleuresía bilateral o masiva, tuberculosis pulmonar con afección del parénquima) En estos casos la fase de sostén se administra durante 7 meses y se considera la dosis diaria de medicamentos antituberculosos.

Peso en Kg Antes del trata Miento.	Fase Inicial Diaria (2 MESES)				Fase de sostén 3 veces por semana (4 meses)	
	Isoniacida Tabletas 100 mg	Rifampicina Frasco 100 mg/5 ml	Pirazinamida Tableta 500 mg	Estreptomicina Frasco de 1 gramo.	Isoniacida Tableta de 100 mg	Rifampicina Frasco de 100 mg/5 ml
5 – 10 kg	½ tabletas	1 cdita.	½ tableta	250 mg ¼ de frasco.	2 tabletas	1 cucharaditas
11 – 20 kg	1 tabletas	1 ½ cucharadita	1 tableta	500 mg (1/2 frasco)	4 tabletas	1 ½ cditas.
21 – 30 kg	2 tabletas	3 cditas.	2 tabletas	500 mg (1/2 fco.)	5 tabletas	3 cditas.

TUBERCULOSIS EN EMBARAZO Y LACTANCIA MATERNA

- Durante el embarazo la inmunidad esta reducida y la tuberculosis puede desarrollarse en forma severa poniendo en peligro tanto a la madre embarazada como al niño.

- Todas las mujeres en edad fértil con tuberculosis deben usar métodos de planificación familiar y además usar métodos de barrera porque la rifampicina reduce el efecto de los anticonceptivos orales.

- Las mujeres embarazadas que desarrollan tuberculosis activa deben comenzar el tratamiento antituberculoso.

- Las mujeres embarazadas no deben recibir estreptomicina, por el riesgo para el nervio auditivo del feto. Luego el lactante recibirá quimioterapia preventiva con isoniacida durante el tiempo que la madre permanezca contagiosa. Recibirá BCG si la tuberculina es negativa.

- Si una madre con tuberculosis en tratamiento sale embarazada, debe continuar el tratamiento porque lo único que no se administra en este caso es la estreptomicina (suponiendo que se necesite)

- La lactancia materna debe continuar aunque la madre tenga tuberculosis, pero tomando las medidas para evitar el contagio (Evitar toser y si se hace no hacerlo muy cerca de la cara del niño o niña, uso de mascarilla).

TUBERCULOSIS MULTIDROGORESISTENTE

(multiresistente)

La tuberculosis multidrogoresistente (TB-MDR) es la forma de tuberculosis resistente tanto a la isoniacida como a la rifampicina de forma conjunta y confirmada mediante cultivo, identificación del Mycobacterium tuberculosis y test de sensibilidad a la drogas.

Producto del inadecuado control del tratamiento de la tuberculosis por causas acreditadas al paciente y a los sistemas de salud a nivel local y nacional han ido en aumento los casos de tuberculosis multiresistente (Mycobacterium resistente a isonicida y rifampicina) y lo que es peor los casos de tuberculosis Ultrarresistente "TB-XR" (En los cuales el Mycobacterium Tuberculosis solo responde a solo unos pocos medicamentos de segunda línea).

Se considera que aproximadamente 9 % de los 480,000 casos de tuberculosis multiresistentes identificados en el año 2013 son casos de tuberculosis ultrarresistente.

Se debe sospechar tuberculosis multiresistente en:

- Personas contactos de tuberculosis TB-MDR
- Fracasos de tratamiento
- Personas que tienen baciloscopía positiva después del segundo mes de tratamiento acortado o tercer mes de retratamiento.
- Abandonos recuperados y recaídas

Grupos vulnerables de padecer tuberculosis multiresistente:

- Trabajadores de instituciones de salud que enfermen de tuberculosis
- Personas con infección por VIH y sospecha de TB
- Personas migrantes (Deportados)
- Privados de libertad con baciloscopía positiva
- Personas con exposición en instituciones con brotes de TB-MDR o áreas de alta prevalencia de tuberculosis multiresistente.

A todas las personas de los grupos anteriores debe hacérseles cultivos y pruebas de sensibilidad a drogas.

TRATAMIENTO DE TUBERCULOSIS MULTIRESISTENTE

Hay 2 esquemas:

Esquema estandarizado:

Indicado en:

- **Paciente nuevo (Con TB-MDR) nunca antes tratado:** Paciente con TB-MDR documentada, que no haya recibido tratamiento antituberculoso por más de un mes (TB- MDR primaria)

- **Paciente con TB-MDR** que haya recibido antes tratamiento antituberculoso por más de un mes con drogas de primera línea (TB-MDR Secundaria).

1) ESQUEMA ESTANDARIZADO

Primera fase/Fase Intensiva

Dosis diaria de lunes a sábado durante 6 meses con Km, Eto, Cs, Lfx y Z

- Esta primera fase o intensiva se mantendrá por 4 meses después de la negativización del esputo (baciloscopía y cultivo) y durará un mínimo de 6 meses.

Régimen de tratamiento	Presentación	Unidades por día	Tipo de administración	Días/Mes	Unidades por paciente
Capreomicina 1 g/día	Vial con 1 gramo	1	Inyectable (I.V.)	28 días al mes Durante 6 meses	168
Levofloxacina 750 mg/día	Tableta con 250 mg	3	Oral	28 días al mes Durante 24 meses	2016
Ethionamida 750 mg/día	Tableta con 250 mg	3	Oral	28 días al mes Durante 24 meses	2,016
Cicloserina 750 mg/día	Tableta con 250 mg	3	Oral	28 días al mes Durante 24 meses	2,016
Pirazinamida 1 gramo/día	Tableta con 500 mg	2	Oral	28 días al mes Durante 24 meses	1,344

La pirazinamida se usará si no hay resistencia confirmada

Segunda Fase /Fase de sostén.

Dosis diaria en una sola toma, de lunes a sábado durante 18 meses con Eto, Cs, Lfx, Z y E

Se usará etambutol si es sensible al mismo.

Régimen de tratamiento	Presentación	Unidades por día	Tipo de administración	Días/Mes	Unidades por paciente
Etambutol 1,200 mg/día	Tableta con 400 mg	3	Oral	28 días al mes Durante 24 meses	2,016
Levofloxacina 750 mg/día	Tableta con 250 mg	3	Oral	28 días al mes Durante 24 meses	2016
Ethionamida 750 mg/día	Tableta con 250 mg	3	Oral	28 días al mes Durante 24 meses	2,016
Cicloserina 750 mg/día	Tableta con 250 mg	3	Oral	28 días al mes Durante 24 meses	2,016
Pirazinamida 1 gramo/día	Tableta con 500 mg	2	Oral	28 días al mes Durante 24 meses	1,344

2) Esquema Individualizado:

Se basa en la historia individual del uso de medicamentos y de ser posible la prueba de sensibilidad a la kanamicina y quinolonas.

La selección del medicamento se basa en el orden jerárquico basado en las propiedades bacteriostáticas y bactericidas, eficacia y experiencia en el uso de medicamentos utilizados para combatir el Mycobacterium tuberculosis.

El esquema individualizado se indica en:

- Tuberculosis multidrogoresistente (TB-MDR) que previamente fue tratada por más de un mes con drogas de segunda línea.
- Pacientes que fracasen al tratamiento estandarizado con drogas de segunda línea.
- Pacientes que antes hayan usado medicamentos de segunda línea por lo que no se debe usar el tratamiento estandarizado.
- Pacientes que en pruebas de sensibilidad reportan que son resistentes a drogas de primera línea y a Kanamicina o Quinolonas.
- Pacientes contactos de pacientes con historia de uso de medicamentos de segunda línea.

Duración del tratamiento con esquema individualizado:

Fase inicial o primera fase: Se usan drogas inyectables y se mantiene por 4 meses después de la negativización del esputo y se extiende a un mínimo de 6 meses.

Fase de sostén o segunda fase: Se dan medicamentos vía oral y se extiende por 18 meses después de la negativización del esputo.

Como el tratamiento de un paciente con TB-MDR es bastante complejo a menudo hay comités de salud multidisciplinarios para tratar estos pacientes por lo que un cambio de fase o la finalización del tratamiento solo debe ser decidido y autorizado por ellos (ellas).

Se dice que un paciente con TB-MDR se ha CURADO si después de finalizar el tratamiento (18 – 24 meses) presenten al menos 5 cultivos negativos de manera consecutiva en muestras recogidas con al menos 30 días de intervalo en el periodo de los últimos 12 meses de tratamiento.

No obstante lo anterior si un cultivo salió positivo pero por lo menos salieron negativos 3 muestras en un periodo posterior y con 30 días de intervalo entre una y la otra y clínicamente el paciente está bien entonces se puede considerar CURADO al paciente.

Si uno de los últimos tres cultivos salió positivo o 2 de los cultivos salieron positivos en los últimos 12 meses de tratamiento se considera como FRACASO en el tratamiento.

Si el paciente con TB-MDR no recibe el tratamiento por más de 2 meses se considera como ABANDONO.

TUBERCULOSIS MÁS VIH

Según las estadísticas del año 2013 la tercera parte de los pacientes con VIH tienen también infección por mycobacterium tuberculosis por lo que las personas con infección por VIH y Mycobacterium tienen de 26 a 31 veces mayor probabilidad de padecer tuberculosis activa en relación a los que no tienen el Virus del VIH.

Los pacientes con VIH son más vulnerables para desarrollar tuberculosis y muchas veces esta es la primera manifestación de la infección por VIH. Por lo que a todo paciente con diagnóstico de tuberculosis se le debería practicar la prueba de detección de infección por VIH.

Se debe sospechar infección por VIH en pacientes con tuberculosis y se debe sospechar tuberculosis en pacientes con infección por VIH

- Si el paciente tiene infección por VIH y no está en tratamiento con antirretrovirales (ARV) y se le diagnostica tuberculosis se debe iniciar la primera fase de tratamiento antituberculoso según estrategia TAES y referir al centro especializado de atención (llamado en algunas regiones CAI "Centro de Atención Integral)

- En el paciente en el que se diagnostica Tuberculosis + infección por VIH se debe iniciar primero el tratamiento antituberculoso y luego en un periodo entre 2 a 8 semanas después de iniciados el tratamiento antituberculoso se debe iniciar el tratamiento antirretroviral.

- Si el paciente VIH + TB esta descompensado o con niveles de CD4 menores a 100 células/uL se debe iniciar el tratamiento antituberculoso y dos semanas después iniciar los antiretrovirales (ARV)

- Los pacientes con Tuberculosis + Infección por VIH deben recibir profilaxis con Trimetoprin Sulfa 160/800 mg una vez al día los siete días de la semana o al menor 3 veces por semana. Se mantendrá este esquema hasta finalizar el tratamiento antituberculoso si el conteo de CD4 es mayor a 200 cel. /mm3 y si no es así entonces continuar la profilaxis hasta lograr los valores mencionados por 6 meses consecutivos.

- Se debe administrar Piridoxina (Vitamina B6) a dosis de 50 mg/día.

- A todo paciente con tuberculosis/VIH se le debe hacer cultivo para identificar qué tipo de mycobacterium es pues en estos pacientes pueden haber mycobaterias atípicas resistentes al esquema de tratamiento convencional para tuberculosis.

El Tratamiento de la tuberculosis pulmonar en pacientes con VIH/SIDA es el mismo que los pacientes con VIH negativo, Pero es de tomar en cuenta las siguientes observaciones:

- La segunda fase del tratamiento antifimico de la tuberculosis Extra pulmonar (meníngea, ósea y renal) se extiende a 10 meses para cumplir un tratamiento total de 12 meses de duración.

- En la tuberculosis ganglionar la segunda fase se prolonga 7 meses para una duración del tratamiento total de 9 meses.

- Al clasificar el caso como CURADO se debe dar tratamiento preventivo a base de isoniacida 5 mg/kg/día sin exceder de 300 mg en el día por nueve meses.

MANEJO DEL PACIENTE PRIVADO DE LIBERTAD CON SOSPECHA DE TUBERCULOSIS PULMONAR

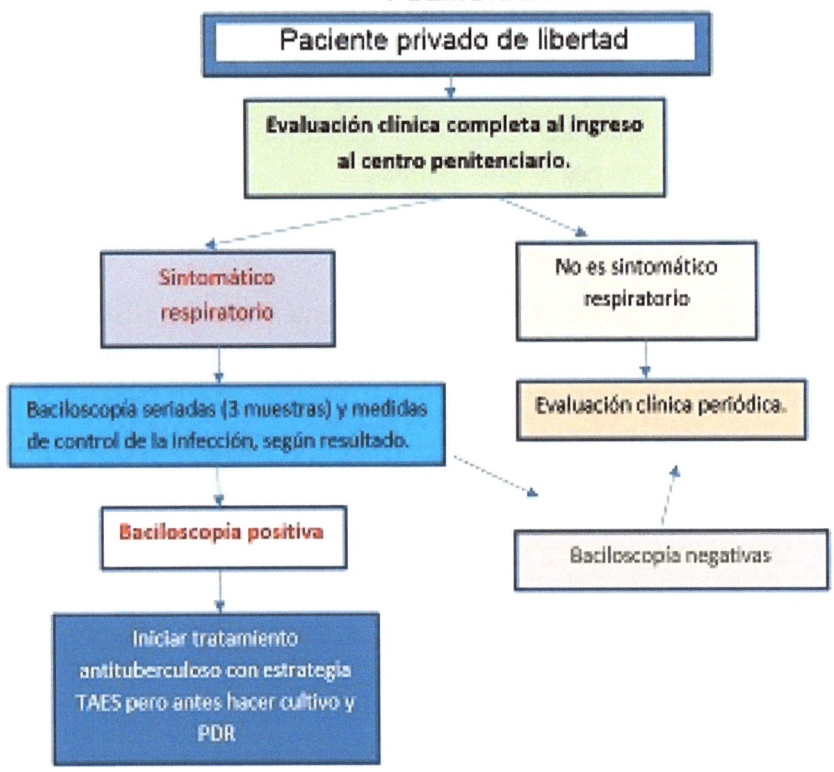

- En el caso de pacientes que están en tratamiento para tuberculosis y son egresados o trasladados a otros centros penitenciarios se debe establecer la adecuada comunicación entre las autoridades penitenciarias y las autoridades de salud locales y las del lugar de destino de la persona privada de libertad para coordinar y continuar el tratamiento.

MANEJO DE PACIENTES DEPORTADOS DE OTROS PAÍSES Y QUE TIENEN TUBERCULOSIS

Hoy en día la migración de personas de un país a otro es frecuente especialmente de países en proceso de desarrollo a los de mayor avance socioeconómico. Pero el flujo a la inversa también es real y algunas de las personas son deportadas (retornadas) a sus países de origen después de algunas veces, estar en condiciones de hacinamiento y malas condiciones de provisión de alimentos y de salud pública que pueden propiciar el desarrollo de tuberculosis en estas personas.

A continuación se presenta una estrategia adecuada para el manejo de las personas que regresan al país con tuberculosis o sospecha de tuberculosis.

El esquema para este tipo de pacientes es:

Persona deportada (Esquema)

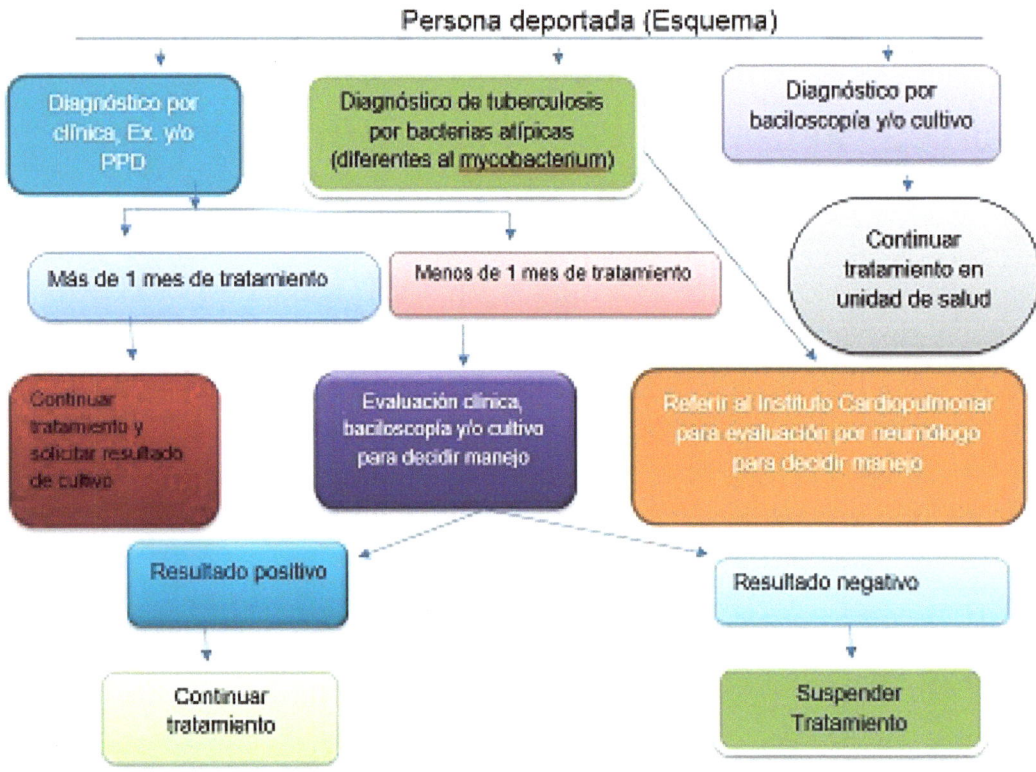

36

OBJETIVOS GENERALES DE UN PROGRAMA DE CONTROL DE TUBERCULOSIS:

Para el control de la tuberculosis son necesarias estrategias de salud con objetivos bien definidos en la cual se deben incorporar todas las instituciones gubernamentales y no gubernamentales así también los líderes comunitarios y regionales para poder detectar de manera oportuna el sintomático respiratorio (tos de más de 15 días), hacer un diagnóstico temprano, iniciar un tratamiento lo más pronto posible e iniciar la búsqueda de contactos para cortar la cadena de transmisión de la tuberculosis.

1) Vacunar con BCG a más del 90 % de los recién nacidos y alcanzar el 95 % de cobertura en niños con un año cumplido.
2) Detectar el 5 % de Sintomáticos respiratorios en las atenciones a mayores de 15 años y hacerles 3 baciloscopías.
3) Detectar mediante cultivo por micobacterias al menos 10 % de los pacientes con tuberculosis
4) Detectar al menos el 80 % de los casos TB – MDR esperados.

MEDIDAS DE PREVENCIÓN:

VACUNACIÓN CON BCG

No previene la tuberculosis en general pero si disminuye el riesgo de enfermar o morir por meningitis tuberculosa y/o tuberculosis miliar (Formas graves de tuberculosis) especialmente en países con alta prevalencia de esta enfermedad.

La vacunación con BCG (Bacilo de Calmette Guerin) consiste en aplicar 0.1 cc de la vacuna, vía intradérmica en la región deltoidea del brazo izquierdo.

No se debe aplicar BCG a niños con VIH/SIDA o con sospecha que pueden ser portadores del VIH

- **Quimioprofilaxis**

A personas sanas que por estar en contacto con pacientes con tuberculosis pudiesen estar infectadas aunque no tengan síntomas y signos, se recomienda administración de isoniacida 5 mg/kg/día (sin exceder de 300 mg al día) durante 6 meses.

Hay dos tipos de quimioprofilaxis:

A) QUIMIOPROFILAXIS PRIMARIA (Prevención de la infección):

Se aplica a personas PPD negativas para evitar que se infecten

Por ejemplo a recién nacidos y lactantes PPD negativos que tienen madres baciliferas. También a personas que trabajaran en hospitales de alguna complejidad y que son PPD negativos.

B) QUIMIOPROFILAXIS SECUNDARIA:

Dirigida a los contactos de pacientes con tuberculosis y baciloscopía positiva y a niños asintomáticos.

- Dar a menores de 15 años asintomáticos que son contactos de adulto con tuberculosis (Isoniacida 5 mg/kg durante 6 meses)
- Quimioprofilaxis en pacientes VIH positivo asintomáticos sin importar si PPD está positiva o negativa.
- En pacientes VIH positivo que terminaron tratamiento antituberculoso se queda dando quimioprofilaxis por 6 meses más como está establecido.

MANEJO DE LOS CONTACTOS DE PACIENTES CON TUBERCULOSIS PULMONAR.

Cuando se detecta un caso de tuberculosis es importante iniciar el tratamiento lo más pronto posible pero también es prioritario la identificación de los contactos de ese paciente para romper la cadena de transmisión.

Contacto: Es toda persona que convive o trabaja con una persona con tuberculosis.

Contactos menores de 5 años:

- Se debe investigar para identificar el foco de infección para detectar el caso índice (Primario)
- Si en la búsqueda de contactos hay menores de 5 años con síntomas y signos sugestivos de tuberculosis se debe referir al paciente para evaluación por médico capacitado en el manejo de tuberculosis.
- Si hay dificultad en el diagnóstico se deben reunir criterios clínicos, epidemiológicos, tuberculinicos (PPD), microbiológicos, anatomopatologicos y radiológicos.

Contactos mayores de 5 años (5 – 15 años)

- Si tiene tos y puede expectorar se deben obtener 3 muestras de esputo para baciloscopía, si son negativas y persiste la tos se debe hacer cultivo de esputo y ser evaluado clínica y radiológicamente por médico capacitado. Si se confirma el diagnostico se debe iniciar el tratamiento antituberculoso.

- Si no se puede obtener muestra de esputo se debe manejar el caso como ya se indicó para menores de 5 años.
- Siempre hay que tener en cuenta que los síntomas respiratorios en un contacto pueden ser debidos a otras causas tales como una infección respiratoria u otra patología pulmonar.

Contactos mayores de 15 años

- Si los contactos son asintomáticos solo se les debe recomendar que ante la presencia de síntomas respiratorios busquen ayuda médica.
- Si hay tos de más de 15 días de duración se debe proceder de acuerdo al algoritmo de diagnóstico de tuberculosis como ya se explicó en este libro.
- En contactos de pacientes con tuberculosis resistente a drogas se indicará cultivo y prueba de sensibilidad y si los resultados son

negativos, entonces se hace evaluación trimestral de esputo por medio de baciloscopía y cultivo, durante 2 años.

Contacto recién nacido:

- Si la madre no es bacilifera se vacuna al recién nacido según esquema infantil.
- Si la madre con tuberculosis es baciloscopía positiva se debe referir al recién nacido para evaluación por pediatra o médico entrenado en el manejo de tuberculosis en niños, quien indicará al niño quimioprofilaxis con isoniacida durante 3 meses y luego aplicará PPD
- Si el resultado de PPD es positivo entonces el medico decidirá entre prolongar la quimioprofilaxis hasta completar los 6 meses o iniciar el tratamiento según normas.

BIBLIOGRAFÍA:

Documentación de La organización mundial de la salud

Información online de la OMS (acceso en diciembre del 2014)

Manual de normas de control de la tuberculosis (Honduras 2012)

www.ingramcontent.com/pod-product-compliance
Lightning Source LLC
Chambersburg PA
CBHW050832180526
45159CB00004B/1874